BEI GRIN MACHT SICH IHR WISSEN BEZAHLT

- Wir veröffentlichen Ihre Hausarbeit,
  Bachelor- und Masterarbeit

- Ihr eigenes eBook und Buch -
  weltweit in allen wichtigen Shops

- Verdienen Sie an jedem Verkauf

**Jetzt bei www.GRIN.com hochladen
und kostenlos publizieren**

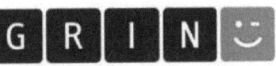

Tina Bauer

Querschnittstudie zur postoperativen Schmerztherapie

GRIN Verlag

Bibliografische Information der Deutschen Nationalbibliothek:

Die Deutsche Bibliothek verzeichnet diese Publikation in der Deutschen National-
bibliografie; detaillierte bibliografische Daten sind im Internet über http://dnb.d-
nb.de/ abrufbar.

Impressum:

Copyright © 2012 GRIN Verlag GmbH
Druck und Bindung: Books on Demand GmbH, Norderstedt Germany
ISBN: 978-3-656-16500-2

Dieses Buch bei GRIN:

http://www.grin.com/de/e-book/191544/querschnittstudie-zur-postoperativen-
schmerztherapie

GRIN - Your knowledge has value

Der GRIN Verlag publiziert seit 1998 wissenschaftliche Arbeiten von Studenten, Hochschullehrern und anderen Akademikern als eBook und gedrucktes Buch. Die Verlagswebsite www.grin.com ist die ideale Plattform zur Veröffentlichung von Hausarbeiten, Abschlussarbeiten, wissenschaftlichen Aufsätzen, Dissertationen und Fachbüchern.

Besuchen Sie uns im Internet:

http://www.grin.com/

http://www.facebook.com/grincom

http://www.twitter.com/grin_com

Fakultät: Gesundheits- und Pflegewissenschaften

Studiengang: Gesundheitsmanagement

… Fachsemester

Praxissemesterbericht

Thema: Eine Querschnittstudie der

postoperativen Schmerztherapie in der

… gGmbH

Inhaltsverzeichnis Seite

Abbildungsverzeichnis

Tabellenverzeichnis

Abkürzungsverzeichnis

bzw.:	beziehungsweise
DNQP:	Deutsches Netzwerk für Qualitätsentwicklung in der Pflege
DRG:	Diagnosis Related Groups
n:	Anzahl
NRS:	Nummerische Rating Skala
QUIPS:	Qualitätsverbesserung in der postoperativen Schmerztherapie
SAS:	Smiley-Analog-Skala
SD:	Standardabweichung
VAS:	Visuelle Analogskala
VRS:	Verbal Ratingskala
WHO:	Weltgesundheitsorganisation

Hinweis auf eine besondere Schreibweise

Zur besseren Lesbarkeit dieser Arbeit wurde auf eine geschlechtsspezifische Differenzierung verzichtet. Beispielsweise sind mit dem Termini „Patient" oder „Arzt" sowohl männliche als auch weibliche Personen gemeint. Der Umgang mit den gewonnen Daten unterliegt den allgemein rechtlichen Bestimmungen des Datenschutzes.

1   Einleitung

Unzureichende Schmerzlinderung in der postoperativen Phase ist ein b...nntes Problem weltweit. Viele Umfragen über einen längeren Zeitraum zeigen, dass viele Patienten an mäßigen bis starken postoperativen Schmerzen leiden (Tamsen et al , 1982; Donovan, 1987; Brasseur, 1994; Dolin et al, 2002), trotz einer verstärkten Konzentration auf den Schmerz und die Entwicklung neuer Standards für die Schmerztherapie (Apfelbaum et al, 2003). Abgesehen von dem Leiden, durch unzureichende Schmerzlinderung verursacht, ist dies ein Problem mit physiologischen und psychologischen Folgen für die Patienten und kann zusätzlich eine finanzielle Notlage durch Folgekosten für die pflegenden Angehörigen werden (Bardiau et al, 2003; Bedard et al, 2006).

Nicht ausreichende bzw. falsch behandelte Schmerzen, können zu postoperativen Komplikationen führen, wodurch die Patienten leiden und sich die Verweildauer verlängert. Die Patienten erwarten nachfolgende medizinische Eingriffe mit größerer Angst, wenn der Schmerz in der Vergangenheit nicht effektiv behandelt wurde (Twycross, 2002). Es gibt eine Reihe von Risikofaktoren für chronische Schmerzen nach einer Operation. Einer der auffälligsten Indikatoren ist die Schwere der akuten postoperativen Schmerzen (Perkins & Kehlet, 2000; Macrae, 2001; Kehlet et al, 2006).

Um diese Risiken auf ein Minimum zu reduzieren oder gar zu vermeiden, wurde in der vorliegenden Arbeit eine Patientenbefragung mittels Fragebogen ... durchgeführt. Diese Befragung soll verdeutlichen, dass die Ergebnisqualität in der postoperativen Schmerztherapie im klinischen Alltag gemessen werden kann. Dadurch wird möglicherweise eine Verbesserung der Behandlungsqualität ermöglicht.

1.1   Vostellung der Einrichtung

Die ... ist das größte Unternehmen des Landkreises und hat eine gegenwertige Kapazität von 375 Betten. Historisch gesehen hat das Unternehmen seine Wurzeln im 16. Jahrhundert. Hierzu zählen das im Jahre 1502 gegründete Hospital ... . Somit blickt das ... auf eine über 500 Jahre alte Tradition zurück. Nachdem Kreistagsbeschluss im Jahre ... begann der Krankenhaus-Neubau und ... Jahre später erfolgte die Umbenennung in ... .
Die Erstinbetriebnahme des Neubaus war im Jahre... . Im Zuge der Kreisreform ... gründeten die kreiseigenen Kliniken (hierzu zählen die Kliniken ...) die ... GmbH. Die Kliniken sind wirtschaftlich selbstständig.

Das ... beschäftigt rund ... Mitarbeiter. Somit zählt das Klinikum zur Versorgungsstufe I der Grund- und Regelversorgung, wobei primär die breitgefächerte stationäre, teilstationäre und in Teilbereichen ambulante Versorgung zu erbringen ist. Im Jahre ... wurden ... Patienten vollstationär sowie ... Patienten teilstationär und ... ambulant versorgt und behandelt.

Das ... umfasst die Fachbereiche Innere Medizin, Unfall- und Orthopädische Chirurgie, Viszeralchirurgie, Gynäkologie und Geburtshilfe mit Wochenstation, Psychiatrie und Psychotherapie, Anästhesie und operative Intensivmedizin, Kinder- und Jugendmedizin sowie Hals-, Nasen- und Ohrenheilkunde und Mund-, Kiefer- und Gesichtschirurgie im Belegbettsystem. Das ... fungiert seit 2004 gemeinsam mit dem DRK-Krankenhaus ... und gemeinsam bilden die Kliniken das Mammazentrum... .

Im Jahr ... wurde die ... nach dem Qualitätsstandards der Kooperation für Transparenz und Qualität im Gesundheitswesen (KTQ) zertifiziert. Die Re-Zertifizierungen konnten in den Jahren ... und ... realisiert werden. Fort- und Weiterbildungen werden durch das ... und die Gesundheitsakademie angeboten, welche nicht nur dem internen Personal zur Verfügung stehen.[1]

1.2   Definition Schmerz

Es gab mehrere Versuche, um Schmerzen zu definieren. McCafferey definiert den Schmerz folgendermaßen: „Schmerz ist das, was der Betroffene über die Schmerzen mitteilt, sie sind vorhanden, wenn der Patient mit Schmerzen sagt, dass er Schmerzen hat".[2] Die „International Association for the Study of Pain (IASP)" definiert den Schmerz als ein: „unangenehmes Sinnes- oder Gefühlserlebnis, das mit aktueller oder potentieller Gewebeschädigung verknüpft ist oder mit Begriffen einer solchen Schädigung beschrieben wird." Der Schmerz lässt sich rein physiologisch als eine Sinneswahrnehmung beschreiben.[3] Er ist eine Wahrnehmung von Reizen aus der Umwelt, welcher eine Warnfunktion hat, dass der Körper Schaden nimmt oder zu nehmen droht. Schmerzen sind lebensnotwendige Alarmgeber zum Selbstschutz des Organismus. Der Schmerz ist aber nicht nur eine reine Sinneswahrnehmung oder ein Bewusstseinsvorgang, hinzu kommen emotionale und bewertende Elemente, die den Schmerz einordnen und den Umgang mit ihm bestimmen. Somit ist er ein psycho-physisches Erlebnis eines jeden Individuums, wobei die persönlichen Schmerzerfahrungen und der soziale, ökonomische und kulturelle Hintergrund zu berücksichtigen ist.[4]

---

[1] www.xxxxx.de
[2] K. Brune, A. Beyer, M. Schäfer; Schmerz: Pathophysiologie-Pharmakologie-Therapie; Springer; 2001
[3] N. Menche, U. Bazlen, T. Kommerell; Pflege Heute; Urban&Fischer; 2001

7

1.2.1 Akuter Schmerz

Die akuten Schmerzen sind Warn- und Schutzsignale des Körpers und die Dauer beträgt weniger als sechs Monate. Der Patient kann den akuten Schmerz meist gut lokalisieren, wobei dies oft dem Schädigungsort entspricht.[5] Die Schmerzintensität ist unterschiedlich, diese können schwach aber auch stark auftreten.[6] Akuter Schmerz ist beschrieben als "die normale, vorhersehbare physiologische Reaktion auf einen chemischen, thermischen oder mechanischen Reiz" und er tritt typischerweise im Zusammenhang mit chirurgischen Eingriffen, Traumata oder akuten Erkrankungen auf (Carr, Goudas; 1999).

1.2.2 Chronischer Schmerz

Die biologisch wertvollen Warn- und Schutzsignale akuter Schmerzen treten bei länger bestehenden Schmerzen in den Hintergrund. Wenn die Schmerzen über einen Zeitraum von mindestens sechs Monaten fast ständig vorhanden sind oder häufig wiederkehren, werden sie als chronisch bezeichnet. Je länger Schmerzen bestehen, desto mehr physische und psychische Funktionen werden erfasst. Chronische Schmerzen haben Auswirkungen in allen Lebensbereichen und betreffen den ganzen Menschen in seiner sozialen Umwelt.[7]

1.3   Schmerzmanagement

Das „Deutsche Netzwerk für Qualitätsentwicklung in der Pflege" beschreibt das Schmerzmanagement als einen „umfassenden, multidisziplinären Prozess, Schmerzen eines Patienten / Bewohners zu erkennen, einzuschätzen und sich ihnen durch medikamentöse Therapie, begleitet durch nichtmedikamentöse Maßnahmen zur Schmerzlinderung, sowie gezielte Schulung und Beratung zu widmen. Durch wiederholte Einschätzung wird überprüft, ob die gewählten Maßnahmen effektiv und geeignet sind. Schmerzmanagement stellt demnach einen fortlaufenden, dynamischen Prozess dar."[8] Der Begriff Schmerzmanagement setzt sich zusammen aus den Begriffen Schmerz und Management. Management wird übersetzt mit leiten, führen oder handhaben. Das Ziel des Schmerzmanagements ist somit, den „Teufelskreis des Schmerzes" zu durchbrechen.[9]

Jeder Patient in Deutschland hat einen juristischen Anspruch auf eine adäquate, dem Stand

---

[4,5] N. Menche, U. Bazlen, T. Kommerell; Pflege Heute; Urban&Fischer; 2001
[6] G. Gallachi, B. Pilger; Schmerzkompendium: Schmerzen verstehen und behandeln; Georg Thieme Verlag; 2005
[7] A. Besendorfer; Interdisziplinäres Schmerzmanagement: Praxisleitfaden zum Expertenstandard „Schmerzmanagement in der Pflege"; Verlag W. Kohlhammer; 2009
[8] Deutsches Netzwerk für Qualitätsentwicklung i.d. Pflege; Expertenstandard: Schmerzmanagement i.d. Pflege; Osnabrück; 2005

der Wissenschaft entsprechende Schmerzbehandlung. Ebenso erhält „jeder Patient mit akuten oder tumorbedingten chronischen Schmerzen sowie zu erwartenden Schmerzen eine angemessenes Schmerzmanagement, das dem Entstehen von Schmerzen vorbeugt, sie auf ein erträgliches Maß reduziert oder beseitigt." (DNQP 2005, S. 25). Die Schmerzerfassung setzt sich aus einer adäquaten und individuellen Schmerzanamnese, Schmerzmessung und Schmerzdokumentation zusammen. Die Instrumente der Schmerzmessung sind eindimensionale Skalen. Diese Skalen übertragen den Schmerz in Zahlen. Folgende Skala wurde in der vorliegenden Arbeit eingesetzt:

Nummerische Rating Skala (NRS):

Das b...nnteste und am meisten genutzte Assessmentinstrument zur Selbsteinschätzung der Schmerzintensität ist die Nummerische Rating Skala (NRS). Diese Skala besteht aus insgesamt 11 Stufen: von „0" bis „10". Die Stufe „0" beschreibt, dass kein Schmerz vorhanden ist und Stufe „10" beschreibt den stärksten vorstellbaren Schmerz. Die NRS kann als Papierversion, Lineal oder in gesprochener Form eingesetzt werden. Diese Skala ist nur dann empfehlenswert, wenn der Patient kognitiv in der Lage ist, einen Bezug zwischen Zahlengröße und Schmerzintensität herzustellen.[10] Weitere Skalen sind die Visuelle Analogskala (VAS), die Verbale Rating Skala (VRS) und die Smiley-Analog-Skala (SAS).

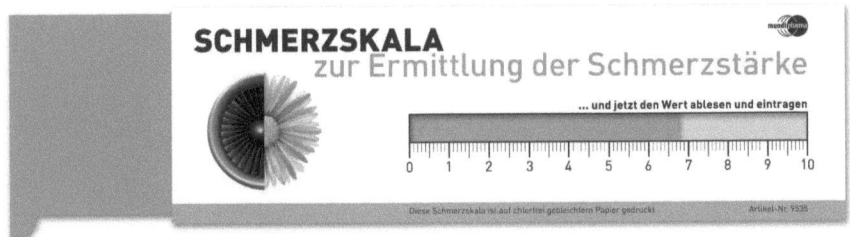

Abbildung 1: Nummerische Rating Skala (NRS)
Quelle: http://www.schmerzmessen.de/presse/bildmaterial.html (Abruf 03.12.2011)

1.3.1 Schmerzmanagement im Klinikum

Im ... wird der Patient im Aufnahmegespräch nach Schmerzen befragt, hierbei wird die Art, Lokalisation, Dauer und die Stärke des Schmerzes in der Pflegeanamnese dokumentiert und in die Wochenkurve übertragen. Zur Einschätzung der Intensität des Schmerzes, soll der

---

[9,10] A. Besendorfer; Interdisziplinäres Schmerzmanagement: Praxisleitfaden zum Expertenstandard „Schmerzmanagement in der Pflege"; Verlag W. Kohlhammer; 2009

9

Patient anhand der NRS diesen in Form von Zahlen ausdrücken (Abbildung 1). Im weiteren stationären Aufenthalt wird der Patient zwei bis dreimal täglich nach Schmerzen, in Ruhe und unter Belastung, befragt. Dies dient der Verlaufskontrolle und muss schriftlich in der Wochenkurve dokumentiert werden. Hat der Patient während seines Aufenthaltes einen Schmerz von >3 (NRS), ist die Pflegekraft in der Pflicht, eine ärztliche Anordnung einzuholen und diese unverzüglich umzusetzen.

1.3.2 Medikamentöse Ansätze im Klinikum

Die medikamentöse Therapie von Schmerzen orientiert sich in der ... im Allgemeinen an den Empfehlungen der Weltgesundheitsorganisation aus dem Jahr 1986 (WHO 1986). Die analgetische Einstellung der Patienten erfolgt individuell angepasst je nach der Intensität der Schmerzen an das von der WHO vorgeschlagene Stufenschema. Eine orale Gabe der Analgetika wird entsprechend dieser Empfehlung bevorzugt (Abbildung 2).

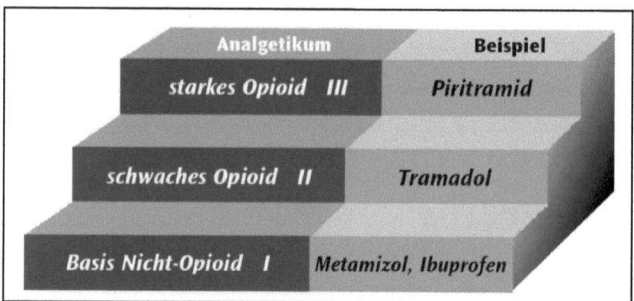

Abbildung 2: Stufenschema WHO
Quelle: http://www.dgss.org/fileadmin/pdf/Titelseite_S2b.pdf (Abruf 20.12.2011)

1.3.3 Nichtmedikamentöse Ansätze im Klinikum

Über die medikamentöse Therapie, einer der wichtigsten Schmerztherapieverfahren hinaus, existieren viele nichtmedikamentöse Verfahren. Folgende Verfahren werden im ... zur postoperativen Schmerztherapie angewendet: Lagerung oder Mobilisation zur Entlastung und Kälte- bzw. Wärmeanwendungen. Dies ist nur eine geringe Auswahl an nichtmedikamentösen Schmerztherapieverfahren.

1.4 Fragestellung und Ziele

Ziel dieser Arbeit ist es, anhand einer Stichprobenuntersuchung die Qualität der postoperativen Schmerztherapie in der ... zu beurteilen und folgende Fragestellungen zu untersuchen:

- Waren die Patienten über die postoperative Schmerztherapie ausreichend aufgeklärt?
- Welche Nebenwirkungen traten unter der postoperativen Schmerztherapie auf?
- Wie hoch ist die Patientenzufriedenheit mit der postoperativen Schmerztherapie?
- Welche Defizite bestehen und wie sehen mögliche Lösungsansätze aus?

2 Methodik und Material

2.1 Studiendesign

Bei dieser Untersuchung handelt es sich um eine Querschnittstudie, welche vom ....2011 bis ....2011 durchgeführt wurde. Mittels eines anonymen Fragebogens wurden chirurgische Patienten postoperativ zu ihren Schmerzen befragt. Insgesamt wurden 80 Patienten befragt (n=80).

2.2 Aufbau des Fragebogens

Die Grundlage der Patientenbefragung bildete der Fragebogen „Qualitätssicherung in der postoperativen Schmerztherapie" (QUIPS). Der angewandte Fragebogen besteht aus zwei Seiten. Auf den Seiten werden allgemeine Angaben zur Art des Eingriffes, Datum der Operation, Alter und Geschlecht dokumentiert. Am ersten postoperativen Tag wurden die Patienten gebeten, die folgenden neun Fragen zu beantworten:

Die erste Frage betraf die Qualität der präoperativen Aufklärung aus der Sicht des Patienten über die postoperative Schmerztherapie und deren spezielle Therapiemöglichkeiten. Diese Frage war per Ankreuzen mit „Ja, allgemein", „Ja, über spezielle Schmerztherapieverfahren" oder mit „Nein" zu beantworten.

1. „Vor der Operation wurden Sie ausreichend auf die Möglichkeiten der Schmerzbehandlung hingewiesen?"

Die nächsten vier Fragen bezogen sich auf die vom Patienten empfundene Schmerzintensität bei Belastung, den Maximalschmerz, den geringsten Schmerz sowie den durchschnittlichen Schmerz. Die Fragen zur jeweiligen Schmerzintensität wurden mit der NRS beantwortet.

2. „Wie stark waren Ihre Schmerzen heute? (Bewegen, Waschen, Husten, Durchatmen etc.)"
3. „Kreuzen Sie die Zahl an, die Ihre bisher stärksten Schmerzen seit der Operation beschreiben"
4. „Kreuzen Sie die Zahl an, die Ihre bisher geringsten Schmerzen seit der Operation beschreiben"
5. „Kreuzen Sie die Zahl an, die Ihre durchschnittlichen Schmerzen seit der Operation beschreiben"

Die Frage 6 bezog sich auf eine ausreichende Schmerzlinderung, welche mit „Ja" oder „Nein" beantwortet werden konnte.

6. „Wurden Ihre Schmerzen ausreichend gelindert?"

Die 7. Frage bezog sich auf die Nebenwirkungen seit der Operation. Die Antwortmöglichkeiten hierbei waren: „Ja, nur Übelkeit", „Ja, Übelkeit und Erbrechen", „Nein, weder noch".

7. „Haben Sie seit der Operation unter Übelkeit gelitten? Wenn Ja, haben Sie erbrochen?"

Bei dieser Frage standen sieben Antworten zur Verfügung: keine Beschwerden, Schmerz, Übelkeit, Erbrechen, Angst, Durst und Hunger. Nur eine Antwort durfte gegeben werden. Gaben die Patienten mehrere Antworten an, wurde diese Antwort nicht gewertet.

8. „Kreuzen Sie an, was Sie am meisten belastet hat (bitte nur eine Antwort)"
Die letzte Frage bezog sich auf die Zufriedenheit der Patienten mit der postoperativen Schmerztherapie.

9.   „Kreuzen Sie an, wie zufrieden Sie mit der Schmerzbehandlung seit der Operation sind"

2.3   Ein- und Ausschlusskriterien

Zur Befragung wurden alle Patienten der Allgemeinchirurgie, Unfallchirurgie und Viszeralchirurgie zwischen dem 18. und 98. Lebensjahr am ersten postoperativen Tag während ihres stationären Aufenthalts herangezogen. Als Einschlusskriterium zählte außerdem die Fähigkeit zur selbstständigen Fragenbeantwortung.

Die Ausschlusskriterien waren Patienten, die einer Befragung nicht zustimmten, eine fortgeschrittene Demenz aufwiesen, Substanzabhängige (Drogen, Alkohol), Patienten mit postoperativen Komplikationen oder einen postoperativen Intensivstationsaufenthalt hatten.

2.4   Auswertung

Die statistische Auswertung der Daten erfolgte mittels der Software SPSS Statistics für Windows Version 19. Die ermittelten Daten wurden eingegeben und ausgewertet.

3   Ergebnisse

Im Zeitraum vom … 2011 bis … 2011 wurden 80 Patienten befragt (n=80).

3.1   Demographische Parameter

3.1.1 Geschlechter- und Altersverteilung

Es wurden insgesamt 80 Patienten (n=80) zur postoperativen Schmerztherapie befragt. Davon waren 42 männliche Patienten (52,5%) und 38 weibliche Patienten (47,5%). Das Alter der Patienten lag zwischen 18-98 Jahren, der Mittelwert (MW) ergab 59-78 Jahren (SD=Standardabweichung 0,506). Die Streuung des Alters war normalverteilt (Tabelle 1).

Tabelle 1: Anzahl der demographischen Parameter, Angabe in absoluten Häufigkeiten, n=80

		Alter in 4 Gruppen (n=80)				
		18-38 Jahre	39-58 Jahre	59-78 Jahre	79-98 Jahre	Gesamt
Geschlecht	weiblich	2	9	21	6	38
	männlich	9	10	19	4	42

Tabelle 1: Anzahl der demographischen Parameter, Angabe in absoluten Häufigkeiten, n=80

		Alter in 4 Gruppen (n=80)				
		18-38 Jahre	39-58 Jahre	59-78 Jahre	79-98 Jahre	Gesamt
Geschlecht	weiblich	2	9	21	6	38
	männlich	9	10	19	4	42
Gesamt		11	19	40	10	80

3.1.2 Operative Disziplinen und deren Stationen

An der Befragung waren drei operative Stationen beteiligt, dazu gehörten die unfallchirurgische, die allgemeinchirurgische und die viszeralchirurgische Station. Auf der unfallchirurgischen Station wurden 38 Patienten, auf der allgemeinchirurgischen Station 27 Patienten und auf der viszeralchirurgischen Station 15 Patienten befragt.

3.1.3 Art der Operationen

Die postoperative Schmerztherapie wurde nach den unten genannten Operationen untersucht (Tabelle 2).

Tabelle 2: Operationen auf der Station, Angabe in absoluten Häufigkeiten, n=80

Operation	Unfallchirurgie	Allgemeinchirurgie	Viszeralchirurgie	Gesamt
Arthroskopie	10	0	1	11
Rektum CA	0	1	0	1
Fraktur	22	2	6	30
Schlittenprothese Knie	2	0	0	2
Hüft TEP	1	0	0	1
Varizen	0	1	1	2
Kreuzband	2	0	0	2
Cholelithiasis	0	6	1	7
Kolorektales Karzinom	0	6	0	6
Rektoskopie	1	0	1	2
Analfistel	0	0	3	3
Magenperforation	0	1	0	1
Ileus	0	1	0	1
Leistenhernie	0	7	0	7
Appendektomie	0	1	0	1
Pankreatitis	0	1	0	1
Tumor	0	0	2	2
Gesamt	38	27	15	80

3.2 Auswertung des Patientenfragebogens

Die Patienten wurden am ersten postoperativen Tag mit neun Fragen zu ihrer Befindlichkeit befragt. Hierbei konnten die Patienten nur eine Antwort pro Frage ankreuzen. Wurden mehrere Antworten gegeben, wurde die Frage nicht gewertet.

3.2.1 Schmerzaufklärung (Frage 1)

Die Beantwortung der Frage 1: „Vor der Operation wurden Sie ausreichend auf die Möglichkeiten der Schmerzbehandlung hingewiesen?".

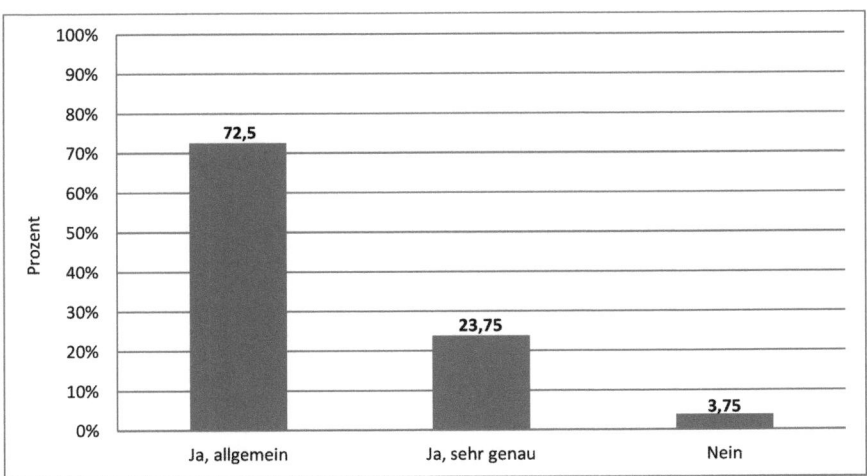

Abbildung 3: Frage 1: Schmerzaufklärung der Patienten nach Häufigkeit der Zustimmung in Prozent, n=80

3.2.2 Schmerzintensität (Frage 2, Frage 3, Frage 4, Frage 5)

Die Fragen 2 („Schmerz bei Belastung"), Frage 3 („Maximalschmerz seit der Operation"), Frage 4 („Geringster Schmerz seit der Operation") und Frage 5 („durchschnittlicher Schmerz seit der Operation") wurden mittels der NRS mit den Ziffern „0" bis „10" beantwortet, diese stehen für die Schmerzwerte. Der Mittelwert der maximalen Schmerzstärke betrug 5,4 (Standardabweichung: 2,11), der Mittelwert für Belastungsschmerz lag bei 4,61 (Standardabweichung: 2,02). Der aktuelle Schmerz wurde im Durchschnitt mit 2,86 (Standardabweichung: 1,31) angegeben und der geringste Schmerz betrug 1,64 (Standardabweichung: 1,35).

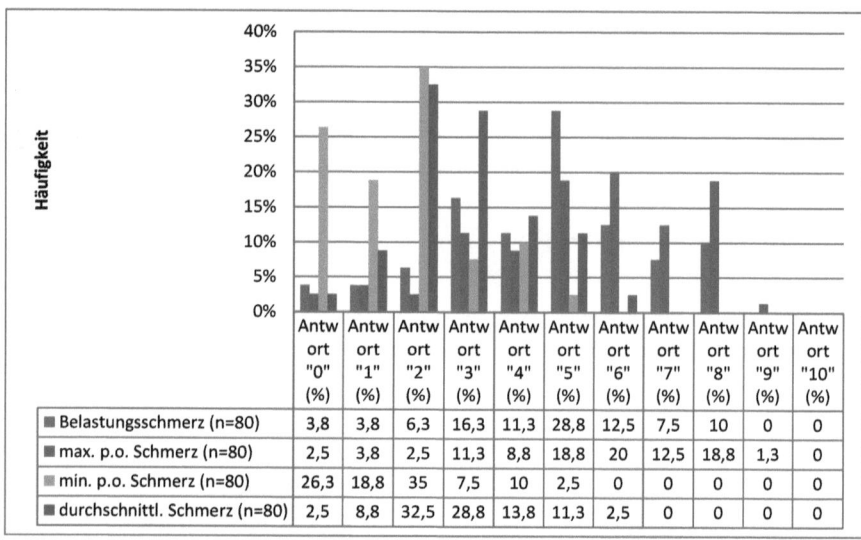

	Antwort "0" (%)	Antwort "1" (%)	Antwort "2" (%)	Antwort "3" (%)	Antwort "4" (%)	Antwort "5" (%)	Antwort "6" (%)	Antwort "7" (%)	Antwort "8" (%)	Antwort "9" (%)	Antwort "10" (%)
▪ Belastungsschmerz (n=80)	3,8	3,8	6,3	16,3	11,3	28,8	12,5	7,5	10	0	0
▪ max. p.o. Schmerz (n=80)	2,5	3,8	2,5	11,3	8,8	18,8	20	12,5	18,8	1,3	0
▪ min. p.o. Schmerz (n=80)	26,3	18,8	35	7,5	10	2,5	0	0	0	0	0
▪ durchschnittl. Schmerz (n=80)	2,5	8,8	32,5	28,8	13,8	11,3	2,5	0	0	0	0

Abbildung 4: Fragen 2,3,4,5: Schmerzintensität der Patienten nach Häufigkeit der Zustimmung in Prozent, n=80

3.2.3 Schmerzlinderung (Frage 6)

Die Frage 6 wurde zu 97,5% mit „Ja" beantwortet. Patienten deren Antwort „Nein" war, betrug 2,5% (Tabelle 3).

Tabelle 3: Frage 6: Schmerzlinderung der Patienten, Angabe in absoluten Häufigkeiten und Prozent, n=80

	N	%
Ja	78	97,5
Nein	2	2,5
Gesamt	**80**	**100**

3.2.4 postoperative Nebenwirkungen (Frage 7)

Unter postoperativen Nebenwirkungen litten 6,25% an postoperativer Übelkeit, 10% an Übelkeit und Erbrechen und 83,75% der befragten Patienten gaben an, nicht unter Übelkeit und Erbrechen zu leiden (Tabelle 4).

Tabelle 4: Frage 7: postoperative Nebenwirkungen, Angabe in absoluten Häufigkeiten und Prozent, n=80

	N	%
Ja, Übelkeit	5	6,25
Ja, Übelkeit und Erbrechen	8	10
Nein, weder noch	67	83,75
Gesamt	**80**	**100**

3.2.5 Beschwerden (Frage 8)

Die achte Frage lautete: „Kreuzen Sie an, was Sie am meisten belastet hat". Als Antwortmöglichkeiten standen sieben Antworten zur Verfügung (keine Beschwerden, Schmerz, Übelkeit, Erbrechen, Angst, Durst und Hunger). Nur eine Antwort durfte gegeben werden. Gaben die Patienten mehrere Antworten an, wurde die Antwort nicht gewertet (Abbildung 5).

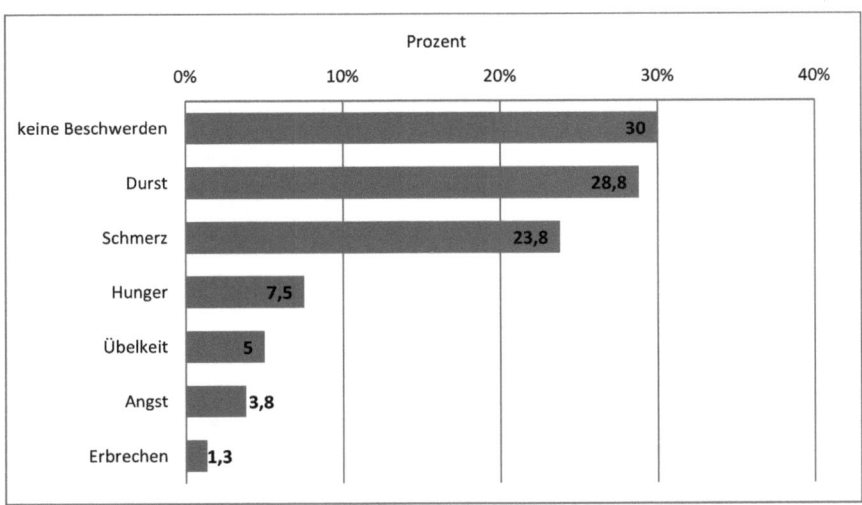

Abbildung 5: Frage 8: postoperative Beschwerden nach Häufigkeit der Zustimmung in Prozent, n=80

3.2.6 Zufriedenheit (Frage 9)

In Frage 9 wurde nach der Zufriedenheit der Patienten mit der Schmerzbehandlung gefragt. Die Bewertungen „völlig unzufrieden", „sehr wenig zufrieden" und „wenig zufrieden" (deutsches Schulnotensystem 6, 5 und 4) wurden dabei von 0% vergeben, die schlechteste

Beurteilung (in der Grafik 7%, entspricht sechs Patienten) war ein „mittel zufrieden" (deutsches Schulnotensystem 3) (Abbildung 6).

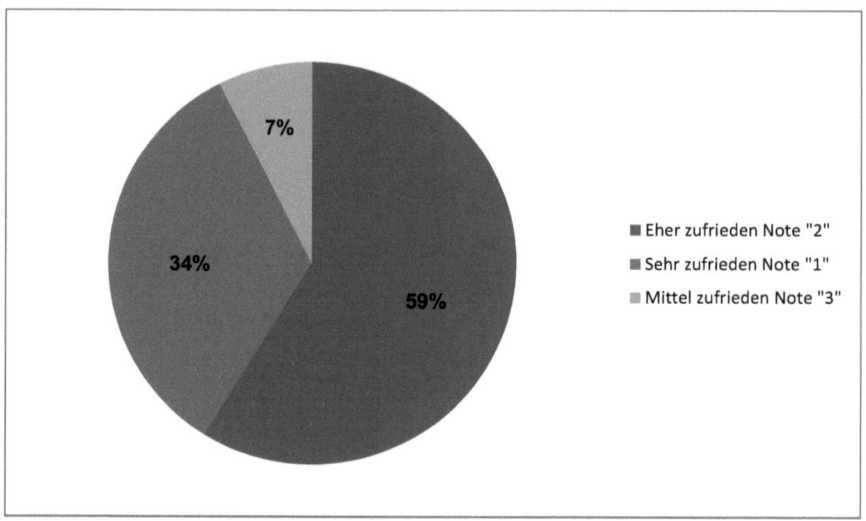

Abbildung 6: Frage 9: Zufriedenheit der Patienten hinsichtlich der Schmerztherapie nach Zustimmung in Prozent, n=80

4   Diskussion

Das Ziel der vorliegenden Untersuchung war die Erhebung der Qualität aus Sicht des Patienten der Schmerztherapie in…, um bestehende Defizite aufzudecken und mögliche Maßnahmen zur Verbesserung aufzuzeigen. Grundlage für den Fragebogen war das QUIPS-Projekt (Qualitätsverbesserung in der postoperativen Schmerztherapie), eine der ersten deutschen Studien unter der Leitung von Herrn Dr. Winfried Meißner, Klinik für Anästhesiologie und Intensivtherapie, Universitätsklinikum Jena.

4.1   Interpretation der Ergebnisse

4.1.1   Tag der Befragung

Alle Patienten (n=80) wurden am ersten postoperativen Tag befragt, da dieser Erhebungszeitpunkt relativ nahe zu den ermittelten Tagen mit den größten Schmerzen liegt.

4.1.2 Altersstruktur

In der vorliegenden Arbeit wurden 80 Patienten untersucht (n=80). Die durchschnittliche Altersverteilung der Patienten in vier Gruppen lag mit 73,8% zwischen 39-78 Jahren und gehörte somit zu einer älteren Generation und 12,5% waren sehr alte Patienten zwischen 79-98 Jahren. Zu der Gruppe der jungen Erwachsenen gehörten 13,8% mit einem Alter zwischen 18-38 Jahren. Dieses Ergebnis der vier Altersgruppen ist nachzuvollziehen, da der Anteil der älteren Bevölkerungsgruppe in unserer Gesellschaft zunimmt und ebenso die medizinische Behandlungsnotwendigkeit (Statistische Bundesamt 2010).

4.1.3 Operative Disziplinen

Insgesamt wurden drei operative Stationen ausgewählt, um deren postoperatives Schmerz-management zu untersuchen. Ziel war es, die klinische Alltagsrelevanz anhand dieser drei Stationen mit einem möglichst breiten Operationsspektrum zu testen. In der Unfallchirurgie, gefolgt von der Allgemeinchirurgie konnte die höchste und in der Viszeralchirurgie die geringste Schmerzintensität erhoben werden. In der Unfallchirurgie beispielsweise gaben 42,1% der Patienten an, eine Schmerzintensität von starke-stärkste Schmerzen (NRS 7-8) gehabt zu haben. Am häufigsten wurden auf der Unfallchirurgie mit 57,9% und Viszeralchirurgie mit 40%, Frakturen operativ behandelt. Die operativen Eingriffe auf der Allgemeinchirurgie waren mit 25,9% Leistenhernie.

4.2   Messinstrument Patientenfragebogen

4.2.1 Schmerzaufklärung (Frage 1)

96,25% der befragten Patienten gaben an, dass Sie vor der Operation allgemein oder sogar sehr genau über die Möglichkeit der Schmerzbehandlung aufgeklärt wurden. Somit ist die Schmerzaufklärung im ... positiv, wobei lediglich 3,75% der Patienten angaben, sich an keine entsprechende Aufklärung erinnern zu können. Diese Patienten waren Notfallpatienten und konnten sich nach eigener Aussage im Nachhinein über eine Aufklärung zur Schmerztherapie nicht mehr oder nur teilweise erinnern.

4.2.2 Belastungsschmerz, Maximalschmerz, Minimalschmerz, durchschnittlicher Schmerz (Frage 2, 3, 4 und 5)

Um die Schmerzintensität zu messen, wurde im Fragebogen (Frage 2, 3, 4 und 5) die Nummerische Rating Skala (NRS) verwendet (vgl. Abb. 1). Der hierbei ermittelte maximale postoperative Schmerz betrug im Durchschnitt 5,4. Insgesamt gaben 71,4% der Patienten an, Schmerzen ≥ 5 gehabt zu haben. Das bedeutet, dass bei mehr als zwei Drittel der befragten Patienten die Schmerztherapie zumindest für eine bestimmte Zeit unzureichend war, da der Cut-off-Point bei einem Ruheschmerz bei >3 liegt und somit die Schmerztherapie eingeleitet werden muss, sofern dies vom Patienten gewünscht wird.[11]

Mit einem MW von 4,61 fiel der Belastungsschmerz etwas geringer als der postoperative Maximalschmerz aus. Dies bedeutet, dass die Maximalschmerzen eher in Ruhe als bei Belastung auftraten. Hierbei ist aber anzunehmen, dass die Frage von den Patienten nicht immer richtig verstanden wurde. Die Patienten gaben in vielen Fällen an, dass der Belastungsschmerz größer war als der Maximalschmerz. Um die Frage einheitlich zu verstehen, müsste Sie umformuliert werden.

Der Minimalschmerz der Patienten lag bei einem MW von 1,64. Als sehr positiv erwies sich, dass immerhin 26,3% der Patienten angaben, keinen Schmerz gehabt zu haben und 53,8% der Patienten einen Minimalschmerz auf der NRS mit einem Wert von 1 oder 2 angaben.

Der durchschnittliche Schmerz lag mit einem MW bei 2,86. Dieser MW zeigt die Tendenz zum Cut-Off-Point, welcher ab >3 behandelt werden muss.

4.2.3 postoperative Nebenwirkungen und Belastungen (Frage 7, Frage 8)

Wichtige Parameter für die Qualität der Schmerzbehandlung sind nicht nur die Schmerzen selbst, sondern auch die Nebenwirkungen. Diese können zu Einschränkungen des Patienten führen, wobei 16,3% der befragten Patienten angaben, postoperativ unter Übelkeit und/oder Erbrechen gelitten zu haben. Dies kann außerdem eine Nebenwirkung des Narkoseverfahrens oder der Analgetika sein. Das wurde in dieser Arbeit nicht berücksichtigt. Postoperative Beschwerden beeinträchtigen den Patienten in seinem Befinden. Außerdem kann sich die perioperative Morbidität erhöhen, die Verweildauer des Patienten im

---

[11] A. Besendorfer; Interdisziplinäres Schmerzmanagement: Praxisleitfaden zum Expertenstandard „Schmerzmanagement in der Pflege"; Verlag W. Kohlhammer; 2009

Krankenhaus verlängern und zur Schmerzchronifizierung beitragen.[12] 83,7% der Patienten gaben an, keine postoperativen Beschwerden hinsichtlich der Übelkeit und/oder Erbrechen gehabt zu haben.

4.2.4 Patientenzufriedenheit mit der Schmerztherapie (Frage 9)

Die Auswertung ergab, dass 93% der Patienten generell mit der Schmerztherapie sehr zufrieden waren. Viele Faktoren tragen aber dennoch dazu bei, wie zufrieden der Patient ist. Demnach ist die Zufriedenheit als Indikator für die Qualität der Schmerztherapie umstritten. Hierzu zählen die Therapieergebnisse, Nebenwirkungen und die Persönlichkeit des Patienten.[13]

Anhand der Fragestellung nach der Linderung des Schmerzes, gaben 97,5% der Patienten an, ausreichende Analgetika bekommen zu haben. Von den 80 befragten Patienten waren 2,5% nicht zufrieden. Diese Frage untersucht außerdem die Effektivität der Schmerztherapie. Setzt man diese Ergebnisse in Verbindung, so gaben 71,4% der Patienten an, Schmerzen $\geq$ 5 gehabt zu haben. Demzufolge tolerierten einige Patienten Schmerzen, welche laut Expertenstandard behandelt werden müssten. Das Schmerzempfinden des einzelnen Patienten ist individuell, somit ist der Cut-Off-Point von >3 als Richtwert zu verstehen, nachdem ab einem Wert von >3 Intervention besteht, sofern der Patient dies wünscht.[14]

5   Ausblick und Fazit

Patientenbefragungen hinsichtlich der Qualität der Schmerztherapie als Instrument des Qualitätsmanagements sollten in der … häufiger angewendet werden. Das QUIPS-Projekt (Qualitätsverbesserung in der postoperativen Schmerztherapie) bietet sich demnach an. Solche Fragebogen lassen sich gut in den klinischen Alltag integrieren, da bei Routinedurchgängen die Schmerzmessung täglich stattfindet. Somit ist es kein Mehraufwand für das Personal, den Fragebogen auszuhändigen und wieder einzusammeln. Der Fragebogen eignet sich außerdem zur Überprüfung der Schmerzbehandlung bei konservativ behandelten und ambulanten Patienten.

Im Aufnahmegespräch sollte der Patient im Umgang mit der NRS oder anderen Schmerzskalen sensibilisiert werden. Es empfiehlt sich, den Patienten präoperativ im

---

[12] Hugo Van Aken; Hinnerk Wulf; Lokalanästhesie,Regionalanästhesie,Regionale Schmerztherapie; 3., vollst. überarb. u. erw. Aufl.; Stuttgart: Thieme Verlag; 2010
[13] C. Knipping, Lehrbuch Palliativ Care, 2. durchgesehene und korrigierte Auflage; Bern: Hans Huber Verlag; 2007
[14] A. Besendorfer; Interdisziplinares Schmerzmanagement: Praxisleitfaden zum Expertenstandard „Schmerzmanagement in der Pflege"; Verlag W. Kohlhammer; 2009

Aufnahme- und Aufklärungsgespräch aktiv einzubeziehen, so fühlt sich der Patient ernst genommen. Ziel muss es sein, den Patienten postoperativ auf ein Schmerzniveau von ≤ 3 (NRS) zu halten.

Desweiteren besteht Handlungsbedarf bei den nichtmedikamentösen Schmerztherapie-verfahren, hierzu zählen Entspannungsangebote wie beispielsweise Düfte oder Musik. Die Beratung über Selbstkontrolltechniken von Schmerzen (kognitiv-behaviorale Techniken, wie beispielsweise Ablenkungstechniken, Vorstellungstechniken und Entspannungsübungen) sind zu empfehlen.[15]

Schulungen und Weiterbildungen von Ärzten und Pflegepersonal muss der Standard einer adäquaten postoperativen Schmerztherapie sein. Zudem besteht eine juristische Notwendigkeit für Ärzte, Patienten mit starken Schmerzen zu helfen, andernfalls kann sich der Arzt strafbar machen (Gemäß § 323c, § 223 und § 230 StGB).[16]

In den letzten 10 Jahren hat sich im Bereich Schmerzmanagement durch die Forschung viel getan. Die Einführung der DRG umfasst jedoch nicht die Schmerztherapie. Somit muss für die Schmerzbehandlung nicht nur personeller Aufwand berücksichtigt werden, sondern auch die Bereitstellung der notwendigen Materialien. Jede Klinik in Deutschland hat eine unterschiedliche Ausprägung des Schmerzmanagements und wie dieses umgesetzt wird. Für die Patienten ist es von höchster Priorität, dass Maßnahmen und Therapien nicht nur angeboten werden, sondern diese dem Patienten zukommen.

Demzufolge ist noch Verbesserungspotenzial vorhanden, da die postoperative Schmerztherapie in der … noch nicht ihr Optimum erreicht hat. Die Therapie und das Erarbeiten geeigneter Methoden zur Schmerzmessung und Qualitätssicherung sind auch künftig herausfordernde Forschungsthemen, wie in dieser Arbeit gezeigt werden konnte.

---

[15] www.amwf.org, Deutsche Interdisziplinäre Vereinigung für Schmerztherapie, Stand 21.05.2007
[16] T. Weigend, Strafgesetzbuch StGB, Deutscher Taschenbuch Verlag; Auflage: 49. Auflage, 2011

Literaturverzeichnis

- A. Besendorfer: Interdisziplinares Schmerzmanagement: Praxisleitfaden zum Expertenstandard „Schmerzmanagement in der Pflege", Verlag W. Kohlhammer, 2009.

- C. Knipping: Lehrbuch Palliativ Care, 2. durchgesehene und korrigierte Auflage, Bern: Hans Huber Verlag, 2007.

- G. Gallachi, B. Pilger: Schmerzkompendium: Schmerzen verstehen und behandeln, 2. Auflage, Georg Thieme Verlag, 2005.

- H. Van Aken, H. Wulf: Lokalanästhesie, Regionalanästhesie, Regionale Schmerztherapie, 3. vollständig überarbeitete und erweiterte Auflage, Stuttgart: Thieme Verlag, 2010.

- K. Brune, A. Beyer, M. Schäfer: Schmerz: Pathophysiologie-Pharmakologie-Therapie, Springer, 2001.

- N. Menche, U. Bazlen, T. Kommerell: Pflege Heute, Urban & Fischer, 2001.

- S. Andreae, D. von Hayek, J. Weniger: Krankheitslehre, Georg Thieme Verlag KG, 2007.

- T. Weigend, Strafgesetzbuch StGB: Deutscher Taschenbuch Verlag, 49. Auflage, 2011.

- www.destatis.de/jetspeed/portal/cms/

- www.dgss.org/fileadmin/pdf/Titelseite_S2b.pdf

- www.xxxxxxx.de

- www.amwf.org

Anhang

PATIENTENBEFRAGUNG		
OP-Datum:		
Operation:		
Station:		
Geschlecht:	☐ weiblich	☐ männlich
Alter:		
☐ 18-38 Jahre ☐ 39-58 Jahre ☐ 59-78 Jahre ☐ 79-98 Jahre		

Sehr geehrter Patient,

Wir hoffen, dass Sie sich schnell von der Operation erholen und das Krankenhaus bald verlassen können. Anhand dieser Befragung möchten wir ermitteln, wie hoch die gesundheitlichen Beschwerden nach Operationen sind und bitten Sie um Ihre Unterstützung. Ihre Angaben werden selbstverständlich anonym und vertraulich behandelt.

Wir danken Ihnen für Ihre Mitarbeit!

1. Vor der Operation wurden Sie ausreichend auf die Möglichkeiten der Schmerzbehandlung hingewiesen?

☐ Ja, allgemein   ☐ Ja, über spezielle Schmerztherapieverfahren   ☐ Nein

2. Wie stark waren Ihre Schmerzen heute? (Bewegen, Waschen, Husten, Durchatmen etc.)

Bitte kreuzen Sie nach diesem Schema an:

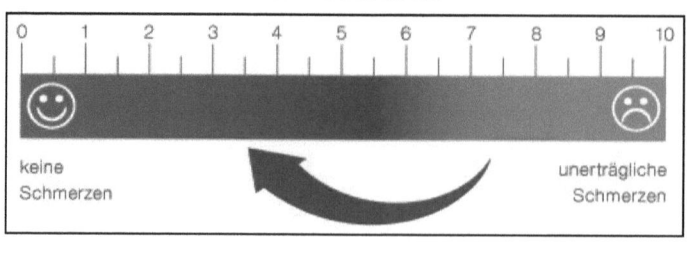

0	1	2	3	4	5	6	7	8	9	10

3. Kreuzen Sie die Zahl an, die Ihre bisher **stärksten** Schmerzen seit der
Operation beschreiben:

0	1	2	3	4	5	6	7	8	9	10

4. Kreuzen Sie die Zahl an, die Ihre bisher **geringsten** Schmerzen seit der
Operation beschreiben:

0	1	2	3	4	5	6	7	8	9	10

5. Kreuzen Sie die Zahl an, die Ihre **durchschnittlichen** Schmerzen seit der
Operation beschreiben:

0	1	2	3	4	5	6	7	8	9	10

6. Wurden Ihre Schmerzen ausreichend gelindert?

☐ Ja ☐ Nein

7. Haben Sie seit der Operation unter Übelkeit gelitten? Wenn **Ja**, haben Sie
erbrochen?

☐ Ja, <u>nur</u> Übelkeit   ☐ Ja, Übelkeit <u>und</u> Erbrechen   ☐ Nein, weder noch

8. Kreuzen Sie an, was Sie am meisten belastet hat (bitte nur eine Antwort):

☐ Übelkeit   ☐ Erbrechen   ☐ Hunger   ☐ Durst

☐ Angst   ☐ Schmerz   ☐ keine Beschwerden

9. Kreuzen Sie an, wie zufrieden Sie mit der Schmerzbehandlung seit der
Operation sind:

1 Sehr zufrieden	2 Eher zufrieden	3 Mittel zufrieden	4 Wenig zufrieden	5 Sehr wenig zufrieden	6 Völlig unzufrieden